DE LA

PHTHISIE PULMONAIRE

ET

DE SA GUÉRISON RADICALE,

NOUVELLE MÉTHODE

PAR

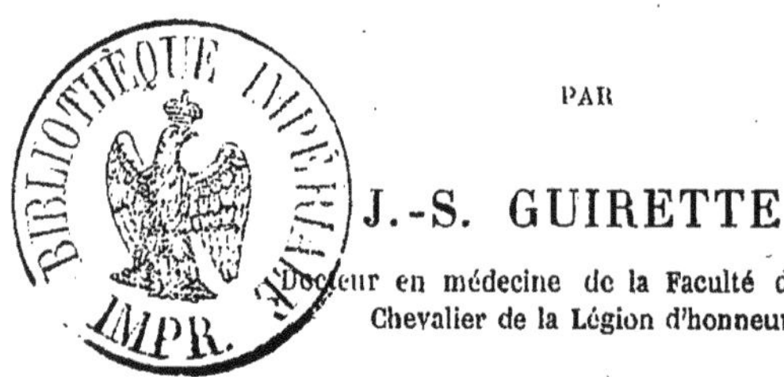

J.-S. GUIRETTE,

Docteur en médecine de la Faculté de Paris,
Chevalier de la Légion d'honneur.

PRIX : 1 FRANC.

PARIS.

OFFICE MÉDICAL ET PHARMACEUTIQUE DE FRANCE,

6, RUE GIT-LE-COEUR, QUARTIER DE L'ÉCOLE DE MÉDECINE;

CHEZ L'AUTEUR, RUE DE CHOISEUL, 19,

ET DANS LES LIBRAIRIES DE MÉDECINE.

—

1860

QUELQUES MOTS AU LECTEUR.

Ces quelques pages, sans prétention, que je livre aujourd'hui à la publicité, contiennent les principaux caractères de la maladie la plus terrible qui afflige l'espèce humaine. J'ai été amené par d'heureuses circonstances à découvrir un mode de traitement dont des guérisons radicales sont venues confirmer les heureux résultats.

Ces faits, je les ai fait connaître à plusieurs sociétés savantes; mais elles ont fait la sourde oreille.

Nous avons voulu alors en appeler à l'opinion publique, et bon gré mal gré il faudra bien que la lumière se fasse jour; et une époque, qui peut-être n'est pas éloignée, la verra luire du plus vif éclat.

Ces quelques mots prouvent que nous avons

écrit avec la conviction la plus profonde ; aussi répéterons-nous à nos adversaires, ce que Klein disait dans son *Interprétation clinique* :

SCRIPTI FIDE MEDICA

SI COGNOSCE RECTIUS ISTIS, CANDIDUS IMPERTI

SI NON ; HIS UTERE MECUM

PHTHISIE PULMONAIRE.

L'affection pulmonaire dont nous allons nous occuper est une des affections les plus anciennement connues, et qui a de tout temps occasionné les plus grands ravages sur l'espèce humaine. Autrefois on appelait *phthisie* toute maladie capable de produire un état cachectique de l'organisme. On se bornait à ajouter à ce nom une épithète désignant la cause productive; aussi on disait : *phthisie granuleuse, phthisie calculeuse, syphilitique,* etc., etc., etc On admettait même des phthisies sans lésion organique, et elles étaient désignées sous le nom de *phthisies nerveuses.*

Certains auteurs, parmi lesquels on pourrait citer Sauvages, Bordeu, en reconnaissaient une vingtaine d'espèces.

Aujourd'hui diverses affections ont reçu des noms différents suivant leur nature. Toute confusion a cessé. Laennec par une observation exacte a déterminé le développement des tubercules dans les poumons, et de plus leur a assigné des formes différentes, qu'il a désignées sous le nom de *corps isolés* ou tubercules miliaires, et *corps d'infiltration*. Depuis on a réservé spécialement le nom de phthisie tuberculeuse à la présence de ces agents pathologiques dans les organes pulmonaires, et l'on a admis dans le développement du tubercule, deux états bien distincts : *état cru, état de ramollissement*.

Mais ce n'était point assez. La proposition de Laennec ne satisfit pas complétement les esprits. Il fallait savoir quelle était l'origine de ces corps, quel était leur siége.

Chacun de faire des recherches, de formuler des théories, de bâtir des systèmes. Ainsi Broussais regardait le tubercule comme le produit de l'inflammation du poumon.

MM. Cruveilhier et Lallement pensent que le tubercule pulmonaire n'est que du pus concret.

M. Andral croit que le tubercule est formé par une goutelette de pus; que cette goutelette, d'abord sans consistance, acquiert de la fermeté, et finit par présenter l'aspect du tubercule, que son centre est d'un blanc jaunâtre et d'une grande friabilité.

M. Louis enseigne que le tubercule n'est autre chose qu'une granulation grise d'une forme ordinairement arrondie, et d'un volume variable, au centre de laquelle se trouve un point jaunâtre qui envahit la substance grise pour continuer à se développer sous cette nouvelle forme.

M. C. Baron dit que le tubercule n'est que du sang sorti des vaisseaux, subissant plus tard des transformations diverses.

Cette question de la plus grande simplicité au premier abord, est loin, comme on le voit, d'être arrivée à sa solution. Après toutes les recherches et les différentes opinions émises à ce sujet par les savants, on est obligé de se retrancher dans les limites de l'observation du célèbre Laennec.

Restait la seconde question à résoudre. Le développement des tubercules dans les poumons une fois reconnu, il s'agissait de déterminer leur siége dans cet organe. Les efforts infructueux tentés dans la question première ne découragèrent pas les médecins. Ils se remirent à l'œuvre avec la plus vive ardeur; mais sur ce sujet comme sur beaucoup d'autres les opinions se divisèrent. Les uns voulurent que ces corps tuberculeux siégeassent dans les vésicules pulmonaires (Van del Kolk). D'autres, comme Andral, prétendent qu'ils sont dans les dernières branches du tissu interlobulaire. M. Cruveilhier les place dans les dernières ramifications veineuses. Guillot leur assigne l'épaisseur ou la surface des bronches. M. C. Baron de son côté croit que les tubercules doivent se former dans le tissu interlobulaire. Enfin il y en a qui fixent leur siége dans les dernières ramifications de l'artère pulmonaire. Comme on le voit, tous les tissus qui entrent dans la composition des organes pulmonaires sont devenus simultanément le siége de l'affection dont nous parlons. Cette divergence d'o—

pinions est loin de jeter quelque lumière sur ce sujet, elle semble au contraire l'obscurcir et l'entourer des plus épaisses ténèbres. Au point de vue thérapeutique, les résultats sont complétement nuls; car tout ce qui a été fait et proposé n'est au fond qu'un mélange de tous les systèmes et des routines de nos ancêtres.

On entend par phthisie pulmonaire toute désorganisation tuberculeuse du poumon ; livrée à elle-même elle conduit inévitablement à la mort, sauf les cas où la nature, par un travail éliminatoire, sauve le malade ; chose malheureusement trop rare.

D'après un relevé fait par le docteur Bayle, à l'hospice de la Charité, pendant l'intervalle de trois années, il est certain :

1º Que la cinquième partie des malades des hôpitaux de Paris meurent phthisiques;

2º Que cette maladie peut affecter tous les âges, depuis la plus tendre enfance jusqu'à la vieillesse la plus décrépite, quoique cependant elle soit plus commune depuis la quinzième année jusqu'à la cinquantième ;

3º Qu'elle exerce également ses ravages sur les deux sexes et conduit à la mort dans toutes les saisons ;

4º Que la durée est très-variable ; certains individus mourant au bout de quelques semaines, d'autres vivant plusieurs années ; quoique la durée la plus ordinaire ait été de trois à vingt-deux mois ;

Ce tableau, quoique tracé par la main habile de

Bayle il y aura bientôt un demi-siècle, est encore aujourd'hui le tableau exact de la phthisie pulmonaire, et des ravages qu'elle exerce.

Le diagnostic se déduit naturellement des symptômes que nous indiquerons plus loin. Ceux-ci sont si tranchés, chacun d'eux est, pour ainsi dire, si caractéristique, qu'il n'est point permis de les confondre entre eux. Aussi est-il facile à un médecin qui a l'habitude de l'auscultation et de la percussion, de diagnostiquer cette affection. Cependant elle n'est pas toujours simple; elle est souvent compliquée de certaines affections avec lesquelles il importe de ne pas la confondre. Telles sont, la bronchite et la laryngite avec ou sans ulcérations tuberculeuses; la pneumonie lobulaire chronique permanente ou intercurrente, qui se présente quelquefois sous l'aspect d'une induration pulmonaire noirâtre et qu'on désigne sous le nom de mélanose. La pleurésie adhésive avec ou sans fausses membranes, avec ou sans tubercules, etc., etc.

SYMPTOMES.

Les symptômes de la phthisie sont à peu près les mêmes chez tous les malades. Au début, toux sèche qui persiste plus ou moins longtemps, et qui s'accompagne de quelques crachats clairs, muqueux et semblables à la salive battue. Cette toux augmente bientôt, se présente par quintes; l'expectoration change, les crachats deviennent plus opaques et prennent une teinte verdâtre. Jusque-là rien n'a effrayé le malade qui s'est toujours cru atteint d'un simple rhume. La seconde période le confirme dans son opinion ; son rhume mûrit, dit-il. Mais bientôt apparaît un symptôme qui le jette toujours dans une grande inquiétude, c'est l'hémoptysie dont l'abondance, l'opiniâtreté, les récidives sont extrêmement variables. L'hémoptysie est le signal des débuts de l'affection pulmonaire, elle ouvre la marche de tous les signes non équivoques de la tuberculisation.

La dyspnée plus ou moins fatigante, l'essouflement se produisant quelquefois par des causes extrêmement légères, la douleur entre les épaules et à la partie antérieure de la poitrine, la perte d'appétit, la diminution des forces, l'amaigrissement dont les progrès sont plus ou moins lents, constituent dans leur ensemble une des phases de la maladie qu'on ne saurait méconnaître.

Aux symptômes que nous venons d'énumérer se joignent ceux fournis par l'auscultation et la percussion. Ces derniers éclairent toujours le médecin habile, non-seulement sur l'existence, mais encore sur la gravité et l'étendue du mal.

Bientôt la scène change d'aspect. Tous les symptômes entrent dans une période croissante remarquable. La toux devient plus fréquente, les crachats prennent une teinte verdâtre striée de jaune ; il sont opaques, privés d'air, et comme lacérés à leur pourtour. L'hémoptysie peut encore avoir lieu par intervalle, la dyspnée est plus fatigante, et les douleurs pectorales plus vives, et plus ai-

guës. Une transpiration abondante, un amaigrissement rapide, une fièvre hectique, le marasme enfin
viennent mettre fin à cette scène désolante, et le
malade s'éteint en conservant toujours jusqu'au
dernier moment l'intégrité de ses facultés intellec-
tuelles. Tel est le tableau tracé à grands traits de l'affection tuberculeuse. Mais quelles sont les lésions
organiques qui ont pu déterminer ces symptômes
aussi graves. Nous ne nous étendrons pas sur l'a-
natomie pathologique des organes pulmonaires,
nous nous contenterons de nous arrêter quelques
instants sur ce sujet, afin de mieux comprendre
plus tard la valeur réelle du traitement qui fait
l'objet principal de notre travail.

CARACTÈRES ANATOMIQUES.

A l'autopsie du cadavre, mort phthisique, nous
pourrons reconnaître les lésions suivantes :

1° Granulations grises que Laennec appelait
tubercules miliaires, petits corps plus ou moins
arrondis, homogènes, luisants, d'une dureté plus
ou moins considérable, et qui se trouvent dissémi-
nés dans les poumons. Ces granulations grises
augmentent bientôt de volume, et dès qu'elles ont
atteint une certaine grosseur, elles présentent dans
leur centre un point jaune qui grandit de jour en jour
et finit par envahir toute la substance grise, pour
continuer ensuite à se développer sous cette nouvelle forme. C'est ce dernier état qui constitue le
tubercule cru.

Le tubercule cru après un temps qu'il est fort difficile de déterminer, se ramollit, se vide dans les bronches, et donne lieu à des excavations d'une grandeur plus ou moins considérable; ce sont elles qui ont reçu le nom de *cavernes*. A l'ouverture du cadavre, elles sont toujours pleines de liquide; leurs parois sont tapissées d'une membrane plus ou moins dense, grisâtre, demi-transparente. Enfin dans bien des cas on a vu des cavernes complétement cicatrisées. Comme nous aurons lieu de le dire plus tard, c'est à *Laennec* que nous devons les premières recherches sur cette heureuse terminaison de l'affection tuberculeuse. C'est lui qui, le premier, a signalé et constaté d'une manière indubitable la cicatrisation des cavernes. Depuis, MM. Andral et Roger ont recueilli des observations qui ont confirmé le fait.

Ce mode de terminaison de l'affection, qui a été révoqué en doute pendant longtemps malgré l'autorité de Laennec, est généralement admis aujourd'hui par toutes les sommités médicales. Il repose au reste sur des faits trop nombreux pour qu'il puisse en être autrement. Je crois, a dit Louis, que les tubercules, même lorsque par leur ramollissement et leur évacuation ils ont donné lieu à des cavernes, peuvent suivre une marche rétrograde et se terminer par cicatrisation. Les paroles du savant observateur sont d'une portée immense, en ce qu'elles trouvent dans notre traitement une application parfaite et un degré de certitude complet.

TRAITEMENT GÉNÉRAL.

Si nous voulions énumérer tous les moyens qui ont été mis en usage pour combattre les symptômes généraux de cette affection, il nous faudrait dépasser les limites que nous nous sommes tracées dans cet opuscule, sans donner au public une idée nette et exacte de ce qui peut être utile au malade dans les différentes périodes de cette affreuse maladie.

Pour nous mettre à la portée de tous, nous ferons connaître seulement les principaux agents capables d'apporter quelques soulagements passagers au malade selon le degré où il peut se trouver.

Ainsi dans la première période, lorsqu'il y a une toux sèche, de la dyspnée, de l'amaigrissement sans fièvre, le malade devra éviter le froid, surtout quand il y a eu transpiration ; il devra s'interdire tout ce qui peut activer la circulation, comme les grandes courses, les excès de toute espèce, les veilles prolongées, etc.

Son régime devra être légèrement tonique, nourrissant, pour résister au dépérissement qui se manifeste dans sa constitution ; son habitation devra être dans un lieu chaud et sec ; à cela il faudra ajouter un exercice modéré. Les distractions de toute nature, les voyages dans les pays chauds pourront amener quelques modifications dans son état général, sans cependant en retirer les avantages désirables. A ces divers agents on pourrait ajouter l'infusion de chicorée, de lichen, etc., etc. C'est ici le cas de faire usage des eaux sulfureuses, et particulièrement celles des Eaux-Bonnes et de Labassère. Mais qu'il me soit permis de dire, après dix années d'expérience passées près de ces établissements thermaux, que, si dans la première période de la phthisie ces eaux peuvent rendre quelques services, elles sont plutôt dangereuses qu'utiles dans la seconde période, parce qu'elles activent la marche de la maladie, et qu'elles occasionnent souvent les accidents les plus fâcheux. Aussi doit-on supprimer leur emploi quand les hémoptysies surviennent dans le cours de la maladie. Les moyens analogues doivent aussi être supprimés dans ces cas, pour être remplacés par les antiphlogistiques, surtout si l'hémoptysie, ce symptôme alarmant, est accompagnée d'un point de côté.

Dans la deuxième période, les accidents se compliquent et deviennent plus graves. La fièvre est plus forte, la toux devient plus fréquente, les crachats plus abondants. A ce signe viennent s'adjoindre des douleurs thoraciques, une fièvre périodique accompagnée de frissons et de malaise, des sueurs nocturnes, une diarrhée plus ou moins considérable. Pour combattre cette aggravation de symptômes, on emploie généralement un régime lacté, des adoucissants, tels que les tisanes pectorales, les loocks, juleps gommeux, auxquels on a l'habitude d'ajouter des médicaments plus actifs, tels que l'opium, la jusquiame et les préparations de morphine. Mais tous ces moyens sont d'une inefficacité complète ; aucun d'eux n'a trait directement à l'affection. Le meilleur des moyens généraux à notre avis, celui qui nous a paru exercer l'action la plus salutaire contre les effets terribles de cette maladie, est sans contredit la *gemme de pin maritime* en fumigations et en sirop. Les poumons, sous l'influence de ce médicament et par les mouvements répétés qu'ils sont obligés d'exécuter dans l'inspiration forcée, acquièrent un développement, une tonicité, qui luttent avec un avantage incontestable contre l'affaissement et l'atonie où les plonge indubitablement la phthisie. A cet effet, nous nous servons d'un appareil qui peut être regardé comme le complément du traitement curatif, objet principal de notre travail[1]. Cet appareil consiste dans un vase capable de contenir deux pintes de liquide environ, muni à la partie supérieure de deux ouvertures, une d'un petit diamètre et libre, l'autre munie d'un tube flexible, étroit et long d'environ 5 pieds, et dont l'extrémité est garnie d'une embouchure d'ivoire ou d'os. Il a été ainsi construit dans le but d'apporter un léger obstacle à la respiration, de déterminer ainsi un développement plus considérable de l'organe pulmonaire, enfin, de retarder l'expiration de l'air du poumon, circonstance essentielle pour retirer quelques bons effets des fumigations. Ce moyen a un avantage immense sur tous ceux connus ou employés jusqu'ici, celui de pouvoir être mis en usage à toutes

---

[1] Le public trouvera cet appareil, ainsi que l'eau de sirop de gemme de pin maritime, chez M. Chevrier, pharmacien, à Paris.

les périodes de la maladie, et toujours sans avoir à redouter le moindre accident. Nous ne devons pas oublier ici un agent qui rend de si grands services dans plusieurs affections et surtout dans celle-ci, je veux parler de l'huile de foie de morue. On ne saurait trop en conseiller l'emploi, non comme spécifique, mais à cause de son action sur l'organisation entière.

INFLUENCE DES CLIMATS SUR LA PHTHISIE PULMONAIRE.

La douceur constante et uniforme de l'atmosphère, légèrement humide, dit M. Champouillon, éteint promptement les foyers d'irritation qui consument les poitrinaires. Le catarrhe des bronches, sous les latitudes moins favorisées, se résout là en quelques semaines. Pendant l'hiver, le vent d'est fait monter le thermomètre; pendant l'été, il produit un mouvement contraire en soufflant la fraîcheur. Venise n'ayant point de température extrême, les phthisiques peuvent y rester beaucoup plus longtemps et y sont plus en sécurité que dans tout autre parage de la péninsule. Aussi cette station peut-elle recevoir les tuberculeux du Nord depuis le mois d'octobre jusqu'au mois de mai, privilége qu'elle doit à son climat exceptionnel.

Dire que les poitrinaires meurent à Pau comme ailleurs, cela est vrai pour quelques-uns, mais non pour tous. Tout individu qu'une vie trop sédentaire, un tempérament lymphatique, l'extrême mobilité de l'atmosphère ou de lugubres préoccupations menacent d'une dégénérescence tuberculeuse, trouvera un précieux correctif à cette imminence morbide dans l'air pur, la sécheresse du sol, la tiédeur du ciel et l'enchantement des impressions variées qui caractérisent le climat de Pau. Les affections catarrhales, la phthisie au premier degré compliquée de scrofule, s'y améliorent notablement, surtout pendant l'hiver. Toutefois, le mois de février y est très-humide et très-froid. Tels sont les avantages et les inconvénients de cette résidence; il ne faut ni les méconnaître, ni les exagérer.

La ville d'Hyères occupe la corne occidentale du golfe de Gênes; largement découverte au midi, elle est en même temps garantie contre les vents du Nord par la colline escarpée contre laquelle elle s'adosse. Sur un plan plus éloigné, une chaîne de montagnes complète sa défense dans cette direction. Mais une large brèche donne au contraire un facile accès au vent du nord-ouest (mistral). Les vents du sud et du sud-ouest chassent devant eux d'épais nuages qui, en octobre et en novembre surtout, se résolvent en pluies torrentielles. En hiver, les vents qui viennent des Alpes ou du continent éteignent souvent la tiédeur de l'atmosphère. Durant cette saison, le mistral se déchaîne quelquefois inopinément et avec une grande violence sur la ville. La pluie, qui ne tombe guère que pendant l'automne sur le bassin d'Hyères, y permet une succession de belles journées pendant l'hiver et le printemps. Voilà ce qui explique la sécheresse habituelle de l'atmosphère dans cette localité. En toutes saisons, les époques de la journée qui correspondent au plus grand froid sont le matin et le soir; c'est alors, en effet, que soufflent les vents continentaux qui précèdent ou suivent les brises maritimes.

Au dire de quelques écrivains, le ciel d'Hyères serait toujours pur, la terre embaumée et rafraîchie par le zéphir : les autres vents craindraient de troubler un instant cette sérénité classique de l'atmosphère ; les neiges et les frimas seraient inconnus des habitants de la contrée. On ne sait vraiment pourquoi ces exagérations puériles ont été répétées si souvent.

Le climat d'Hyères se recommande par une température douce et modérée; il est le plus sec de toutes les stations septentrionales de la Méditerranée ; mais il devient changeant et même redoutable sous l'influence du Mistral qui, en un seul jour, peut compromettre le sort des phthisiques. Il est bien entendu que les malades ne se mettront en route pour cette station qu'après la saison des pluies, et que leur séjour ne s'y prolongera pas au delà du mois de mai, époque à laquelle s'annoncent les précoces chaleurs de l'été.

Située dans une position charmante, éparpillée dans les infractuosités d'une petite baie, Cannes est garantie contre les vents du nord et de l'est par les monts Esteerl ; un chaînon des Alpes, parallèle au cours du Var, la couvre du côté du nord-ouest et de l'ouest. Les influences australes règnent donc à peu près sur la ville. La température y est assez douce et assez constante pendant l'hiver ; l'été y est moins chaud qu'à Paris, parce que la brise de mer, qui souffle depuis dix heures du matin jusqu'à trois ou quatre heures du soir, modère la chaleur du jour. L'atmosphère du bassin de Cannes est pure, sèche, mais sa tension électrique tourmente souvent les individus nerveux. On parvient toutefois à calmer cet agacement en même temps que l'on réussit à corriger la prédominence lymphatique en faisant prendre aux malades des bains de sable chauds sur la plage. En raison des qualités spéciales de son climat, Cannes est une des stations les plus avantageuses pour les poitrinaires scrofuleux.

Madère partage avec Nice la faveur des poitrinaires anglais. En toutes saisons, le climat de cette île se montre uniforme et tempéré. L'hiver est de vingt degrés, et l'été de sept degrés seulement plus chaud qu'à Londres. La chaleur, dans sa marche progressive ou décroissante d'un mois vers un autre mois, s'effectue d'une manière lente, régulière et presque insensible. Les jours pluvieux sont assez rares, mais la pluie tombe régulièrement pendant l'automne. En dehors de cette phase humide, l'atmosphère est habituellement claire, sèche et rafraîchie par les vents soit du nord, soit de l'est. Malgré les avantages exceptionnels que présente l'île de Madère, son climat n'exclut pas néanmoins la production de la phthisie chez les indigènes.

Il existe sur le continent européen beaucoup d'autres localités également favorables aux tuberculeux ; mais il suffit de faire ressortir les avantages et les dangers que présentent les stations les plus connues et les plus fréquentées pour établir sur ces données la distribution suivante des gîtes, d'après les formes les plus communes de la maladie.

1° Poitrine faible, disposition héréditaire à la phthisie : Pau (*les mois de février et mars exceptés*). Cannes, la campagne de Nice, Menton, Madère (*moins l'automne*). Rome, en octobre, mars et avril.

2° Phthisie chez les sujets lymphatiques ou scrofuleux : Venise, Cannes, Menton, Hyères (octobre et novembre exceptés), Naples.

3° Phthisie avec toux nerveuse, poumons irritables : Venise, Madère, Pise, Menton.

4° Phthisie catarrhale : Pau, Madère, Cannes, Menton, Hyères.

5° Phthisie chez les sujets nerveux : Pise, Menton, Venise, Madère.

6° Phthisie avec engorgement de sang : toutes les stations méridionales (Pise, Naples et Rome exceptés).

7° Phthisie avec diarrhée et sueurs abondantes : Pau, Hyères, Cannes, Madère.

Il n'y a point de médicament spécifique contre la phthisie : quoique douées d'une efficacité incontestable, les eaux sulfureuses thermales ne méritent pourtant pas le nom d'agent spécifique. Leur utilité ne dépend que d'une action générale sur l'économie humaine. La restauration des forces digestives est encore un des résultats qu'on ne saurait leur contester.

Lorsque la phthisie est produite ou aggravée par la suppression des sueurs, par la disparition d'une dartre, l'extinction d'une plaie ou d'un vésicatoire, la suppression complète d'un écoulement sanguin (règles ou hémorroïdes), l'emploi des eaux sulfureuses en bains et en boisson a pour effet, dans ces cas, de réprimer la direction des congestions vers le poumon, et de déterminer, dans la marche de la phthisie, une halte plus ou moins longue. C'est avoir obtenu beaucoup, que de réussir à défendre un organe menacé de graves désordres.

S'il est hors de doute que les eaux sulfureuses ont de précieux avantages dans le traitement de la phthisie, elles ont aussi leurs dangers. Leur qualité stimulante ne ferait que précipiter le dénouement fatal de la maladie, lorsque celle-ci se complique de fièvre, de chaleur et de transpiration pendant la nuit, d'anévrisme du cœur et de crachements de sang, comme nous l'avons déjà dit.

TRAITEMENT CURATIF DE LA PHTHISIE PULMONAIRE.

Le traitement de la phthisie a varié selon la manière dont on a envisagé la nature de la maladie. C'est ainsi que les uns ont employé les anti-phlogistiques, les autres les délayants, bon nombre les toniques. Tous ont pensé devoir attribuer les quelques guérisons survenues dans leur pratique, à l'effet des médicaments mis par eux en usage. La plupart, entraînés par les paroles du célèbre Morgagni, qui disait que si jamais on trouvait un remède curatif de la phthisie, ce serait par les voies aériennes qu'il devrait être introduit ; ceux-là, disons-nous, ont eu l'idée de faire passer dans la poitrine diverses substances médicamenteuses. L'action de ces substances a toujours été sinon nuisible, du moins d'une nullité complète. Alors les spécifiques ont fait irruption dans la matière médicale. L'oxigène, le chlore, l'éther sulfurique en vapeur, l'air des étables, l'acide carbonique, l'inspiration de certains agents thérapeutiques en suspension dans l'eau, tels que le baume du Pérou, de copahu, sont autant de moyens qui ont été employés et abandonnés tour à tour. Il en est de même du soufre, du sel marin, des ferrugineux, de l'émétique, ainsi que des applications extérieures telles que les rubéfiants et les exutoires. Les fumigations d'iode et les phosphites en faveur aujourd'hui ne nous offrent pas de meilleurs résultats. Nous ne passerons pas en revue tous les médicaments essayés pour obtenir la guérison de cette maladie, il faudrait faire toute l'histoire de la thérapeutique, histoire devant laquelle recule la critique, parce qu'elle se trouverait en face d'un empirisme quelquefois grossier, ou de tentatives honnêtes, mais toujours infructueuses. En résumé, la multiplicité des moyens employés démontre leur peu de valeur.

Cependant les travaux de Bayle et surtout de Laennec, en jetant une si vive lumière sur le diagnostic des maladies de poitrine, vinrent modifier l'opinion généralement reçue jusqu'à eux de l'incurabilité de la phthisie. Le célèbre Laennec, en pratiquant des autopsies, eut souvent l'occasion de constater des cicatrices dans les poumons des personnes mortes de maladie autre que la phthisie, et basa sur ces observations l'opinion suivante : « Si la nature et l'art, dit-il, ne peuvent faire faire un pas rétrograde au développement des tubercules au premier degré, un grand nombre de faits attestent que quelques cas rares peuvent guérir après avoir eu des tubercules ramollis. » La voix du savant professeur ranima le courage des médecins; on s'appliqua à faire des recherches et bientôt on vit un grand nombre de faits, publiés dans plusieurs journaux, confirmer les paroles de ce fameux médecin. Parmi ces diverses publications, nous nous bornerons à citer les belles observations, au nombre de quarante, de M. Roger, consignées dans les archives genérales de médecine, ainsi que celles de M. Ramagde, publiées dans le même recueil. Dès lors, la curabilité de la phthisie fut donc généralement admise. Mais si les recherches de Laennec, et celles qui ont été faites depuis lui par un grand nombre d'autres médecins, démontrent que la guérison de cette grave affection peut avoir lieu, il ne nous est point encore donné de savoir dans quelles circonstances elle survient. Nous sommes encore obligés, dans l'état actuel de la science, d'avouer que ces guérions ont lieu sans le secours de l'art, par les seuls efforts de la nature. Est-ce à dire pour cela que la médecine sera toujours impuissante? Nous ne le pensons pas. En effet, si, abandonnant la voie suivie sans succès jusqu'à ce jour, nous je-

tons un coup d'œil sur les propositions et les conseils de divers auteurs, propositions et conseils qui
ont passé comme inaperçus, et qui n'ont reçu au-
cune application pratique; si nous examinons en
outre les moyens que la nature emploie quelquefois pour expulser le pus et amener ainsi la cicatrisation des cavernes, il sera facile de se convaincre
que la proposition que nous venons d'émettre est
basée sur des faits certains. Au reste, n'est-il pas
raisonnable, après avoir examiné une maladie qui
a déjoué tous les efforts de l'art et avoir prouvé que
tous ces efforts ont été infructueux, d'adopter des
moyens entièrement opposés? Nul doute qu'en étu-
diant la question en dehors de toute idée précon-
çue, on n'obtienne des résultats plus positifs et
plus avantageux que ceux que le passé nous offre.
Notre méthode paraîtra d'autant plus décisive que
l'examen de cette affection prouve que l'ancienne
pratique, n'étant point fondée sur le raisonnement,
ne pouvait être heureuse.

Recueillons les faits dont il a été question plus
haut.

D'abord, Laennec nous a appris que les cavernes
pouvaient se cicatriser, et il a appuyé cette proposition sur cinq observations.

Boudet (Académie des sciences) assure que les
cavernes se cicatrisent naturellement dans un grand
nombre de cas par l'organisation d'une membrane
accidentelle *après l'expulsion de la matière tuberculeuse*.

Cullen nous dit dans le compte rendu de l'Aca-

démie des sciences que la corruption de la matière
tuberculeuse amène ordinairement la consomption.
Il conseille de faire écouler le liquide de la caverne.

L'auteur de l'article PHTHISIE (*Dictionnaire des
sciences médicales*) recommande de tourner ses
vues vers l'évacuation subite et prompte du pus
contenu dans les cavernes.

Gilchrist, de son côté, proposa l'ouverture du
thorax dans l'ulcère tuberculeux du poumon. Mais
l'Académie des sciences, vu l'incertitude de déterminer exactement le point purulent, et plus que
cela, le danger d'une telle opération, la rejeta pour
jamais du domaine de l'art.

De Bligny cite un cas de guérison obtenu par un
coup d'épée reçu dans la poitrine, des évacuations
purulentes ayant eu lieu par la plaie.

Dans ces derniers temps, M. Piorry [1] a proposé
l'opération de l'empyème. Cette proposition hardie
du savant professeur de la Charité est restée sans
écho. Il est regrettable qu'il n'ait pas mis ce pro-
cédé en pratique.

La nature expulse souvent les matières tuberculeuses par les voies aériennes, comme dans les vo-
miques. Mais souvent aussi elle provoque des évacuations par la formation d'une fistule extérieure,
comme le prouvent beaucoup de faits de ce genre,
et notamment celui adressé à M. le professeur

---

[1] Que M. Piorry reçoive ici l'expression de ma vive reconnaissance
pour le bon accueil qu'il a daigné me faire, et pour l'empressement
qu'il a mis à m'offrir son concours.

Piorry par le docteur Sweling (voir *Courrier médical*, 30 juin 1860). Au reste, dans les abcès scrofuleux, la nature n'emploie-t-elle pas les mêmes moyens pour se débarrasser du pus. Ceci fait naître une réflexion qui nous paraît très-juste. Les médecins ont imité la nature quand il s'est agi du traitement de cette dernière affection; pourquoi l'ontils abandonnée en ce qui concerne la phthisie? On nous objectera sans doute le danger de l'introduction de l'air dans la plèvre, et à cela nous répondrons d'abord que la discussion récente, suscitée au sein de l'Académie par M. J. Guérin, a prouvé l'inanité de cette cause pathologique, puisque, par notre méthode (en supposant que cette question ne soit point encore résolue), nous obvions aux inconvénients de ce prétendu danger.

Si l'examen de ces diverses opinions nous démontre l'importante nécessité de vider d'une manière prompte et subite les cavernes pulmonaires, de l'autre aussi il semble nous dire que le moyen le plus en rapport avec les vues de la nature, le plus simple et le plus facile est la formation d'une fistule extérieure du thorax. Jusqu'à présent, les méthodes proposées ont été regardées, sinon comme impossibles, du moins d'une difficulté très-grande à mettre en pratique.

Parvenir à opérer sans danger l'évacuation spontanée de la matière tuberculeuse, ce sera donc non-seulement obtenir la cicatrisation des cavernes pulmonaires, mais encore, comme l'a dit Laennec, éviter les éruptions successives des tubercules, arrêter leur développement et arriver ainsi à la guérison radicale de cette affection.

Eh bien, notre méthode, outre qu'elle réunit toutes ces conditions, obtient en pratique les guérisons radicales les plus inattendues. Ajoutez à cela, avantage de la plus haute importance, qu'elle est d'une grande simplicité, sans danger pour le malade, d'une application extrêmement facile et d'un résultat sûr et prompt. Ce moyen consiste dans l'application d'un cautère pénétrant du thorax au niveau de la caverne, et partant dans la formation d'un trajet fistuleux qui donne issue extérieurement à la matière tuberculeuse. Ainsi le problème cherché depuis si longtemps est résolu. La guérison radicale de la phthisie pulmonaire est un fait accompli, incontestable. Persuadé que les médecins seraient heureux de posséder un moyen qui leur permît de guérir une maladie aussi rebelle, nous portâmes nos observations à la connaissance d'une société de médecine ; mais, hélas ! nous attendons une réponse depuis deux ans. Enfin, fatigué d'un silence inqualifiable, et poussé par l'importance d'un fait qui intéresse à un aussi haut point la société, nous nous sommes adressé à l'Académie de médecine, par l'intermédiaire de Mgr le Ministre de l'Instruction publique... Notre travail, nos observations ont eu l'honneur d'être renvoyés à la Commission des remèdes secrets et nouveaux.

En attendant le moment où l'Académie pourra s'occuper de ma méthode, nous avons cru, dans l'intérêt de tous, devoir publier ce modeste opusculé, où le phthisique verra qu'il existe pour lui une planche de salut, et le médecin apprendra qu'il existe une méthode qui guérit les phthisiques au moment où il est obligé d'avouer son impuissance. Il pourra se convaincre que cette méthode n'est, au reste, en contradiction, ni avec les vues de la nature, ni avec l'observation, ni avec la saine logique.

PREMIÈRE OBSERVATION.

Le nommé T., Basses-Pyrénées, où résident encore quelques membres de sa famille, doué d'un tempérament lymphatico-nerveux, et âgé de vingt-quatre ans, s'était toujours bien porté, jusqu'au moment où, étant sous les drapeaux, il tomba malade, et fut forcé d'entrer à l'hôpital de Lyon. Malgré tous les soins dont il fut l'objet, et le traitement qu'il y subit pendant deux mois environ, son affection fit toujours des progrès, et l'on fut obligé de le renvoyer dans ses foyers comme atteint de phthisie pulmonaire.

A peine arrivé dans sa famille, ce jeune homme me fut présenté. Je constatai l'état suivant :

Amaigrissement considérable, peau sèche, aride pendant le jour, la nuit sueur abondante, toux fréquente, suivie d'une expectoration puriforme, caractéristique, respiration courte, difficile, devenant suffocante au moindre mouvement exécuté par le malade.

La percussion fit découvrir du côté gauche et au niveau de la 3e et 4e côte une matité considérable et très-étendue. Le reste de la poitrine n'offrait rien de particulier. La résonnance était générale. L'auscultation me démontra sur ce point l'existence d'une caverne, et un gargouillement très-prononcé coïncidant avec la matité dont j'ai parlé plus haut.

Dans cet état de choses, je partageai complétement l'opi-

nion de mon confrère de Lyon. Je continuai la médication
suivie jusqu'alors sans espoir d'obtenir un résultat satisfaisant, et je communiquai mes craintes à la famille. Quelques
jours après je fis l'application de mon mode de traitement
qui dura vingt jours environ, après lesquels le malade
éprouva un soulagement considérable. La toux diminua. La
respiration devint plus large. Le malade revint à la vie.
En effet, au bout de quelques jours le cortége de symptômes qui, avant l'application de ma méthode, prédisait
une fin prochaine, avait disparu comme par enchantement.
L'état général avait complétement changé. Le pouls était
calme; la toux et la fièvre n'existaient plus. Huit jours après
il était parfaitement guéri. Depuis cette époque le jeune
homme a joui d'une santé parfaite.

SECONDE OBSERVATION.

Le sieur B., jeune homme de vingt ans, de la commune
d'Eysux (B.-P.), d'un tempérament sanguin, fut atteint
d'une affection tuberculeuse qui avait débuté par un rhume
passé à l'état chronique, disait-il, malgré les divers moyens
qui avaient été mis en usage.

Appelé auprès de lui pour lui donner des soins, je pro-
cédai à l'examen, et il me fut facile de me convaincre que
ce malade était atteint d'une phthisie pulmonaire. C'est ainsi
qu'on remarquait chez lui une forte dyspnée, une toux opi-
niâtre et fréquente, une expectoration purulente très-abon-
dante, une fièvre hectique très-développée.

L'exploration de la poitrine me fit reconnaître de la *pec-
toriloquie* sur la partie supérieure du poumon droit. Le côté
gauche de la poitrine n'offrait rien de particulier. Il était

d'une perméabilité parfaite. Je me mis en devoir d'employer le moyen que j'ai indiqué dans la première observation, c'est-à-dire le cautère pénétrant.

Quatorze jours après l'emploi de mon traitement, ce malade, abandonné de son médecin, recouvrait la santé au grand étonnement de tout le monde. Depuis cette époque, le malade s'est toujours bien porté, et ne s'est nullement ressenti de son affection. J'ai eu occasion de voir ce malade plusieurs fois pendant deux ans, et rien n'est venu troubler l'état satisfaisant de guérison complète qu'il avait obtenue par mon traitement.

Monsieur Piorry, professeur à l'hôpital de la Charité de Paris.

Hynge Lynn Norfolk, 14 Juin 1860.

J'ai dans ce moment un malade en traitement de phthisie pulmonaire, et soumis à la guérison radicale de cette affection par une opération naturelle, la fistule thoracique.

Un homme âgé de vingt-cinq ans est venu me consulter le 19 du mois d'avril pour une fièvre intermittente. Je lui ai trouvé la respiration tubulaire, du côté gauche de la poitrine, au niveau du cœur et dans la région axillaire.

Au mois de décembre il est revenu chez moi avec une ouverture fistuleuse entre la 5ᵉ et la 6ᵉ côte, au niveau de la pointe du cœur, mais à la partie extérieure. J'ai trouvé à la partie antérieure et supérieure du poumon une grande matité. Un stylet passait facilement à une grande profondeur à travers l'ouverture. Bientôt après, plusieurs autres se sont formées à gauche et près de la ligne médiane. Une autre s'est formée sous l'aisselle. Depuis lors plusieurs autres se sont ouvertes, dont les unes sont guéries; d'autres sont encore en suppuration. Si mon malade résiste aux effets débilitants de cette suppuration, ce sera un cas à constater de guérison radicale de la phthisie par la fistule thoracique. Ce cas peut ne pas être nouveau pour vous; mais il l'est complétement pour moi, et paraît confirmer les faits annoncés, dans le *Courrier Médical* du 30 juin, par le docteur Guirette.

Signé WELING.

Paris. — Imp. BAILLY, DIVRY et Cᵉ, rue Notre-Dame des Champs, 49.

9 782019 268916